Hôpitaux de Montpellier. — Clinique des Maladies des Enfants.

TUBERCULOSE INFANTILE

ET

LOCALISATIONS CÉRÉBRALES

TROIS CAS DE TUBERCULOSE INFANTILE, DONT L'UN EST CONFIRMATIF DE LA DOCTRINE DES LOCALISATIONS CÉRÉBRALES OBSERVATIONS ET AUTOPSIES

PAR

A. DUCAMP

INTERNE DES HÔPITAUX DE MONTPELLIER,

(Mémoire présenté pour le concours entre Internes, décembre 1887).

MONTPELLIER

TYPOGRAPHIE ET LITHOGRAPHIE CHARLES BOEHM

ÉDITEUR DU MONTPELLIER MÉDICAL

ET DE LA GAZETTE HEBDOMADAIRE DES SCIENCES MÉDICALES.

1888

TUBERCULOSE INFANTILE ET LOCALISATIONS CÉRÉBRALES

Hôpitaux de Montpellier. — Clinique des Maladies des Enfants.

TUBERCULOSE INFANTILE

ET

LOCALISATIONS CÉRÉBRALES

TROIS CAS DE TUBERCULOSE INFANTILE, DONT L'UN EST CONFIRMATIF DE LA DOCTRINE DES LOCALISATIONS CÉRÉBRALES OBSERVATIONS ET AUTOPSIES

PAR

A. DUCAMP

INTERNE DES HÔPITAUX DE MONTPELLIER.

(Mémoire présenté pour le concours entre Internes, décembre 1887).

MONTPELLIER

TYPOGRAPHIE ET LITHOGRAPHIE CHARLES BOEHM

ÉDITEUR DU MONTPELLIER MÉDICAL

ET DE LA GAZETTE HEBDOMADAIRE DES SCIENCES MÉDICALES.

1888

Hôpitaux de Montpellier. — Clinique des Maladies des Enfants.

TUBERCULOSE INFANTILE ET LOCALISATIONS CÉRÉBRALES

Trois cas de Tuberculose infantile, dont l'un est confirmatif de la doctrine des Localisations cérébrales. — Observations et Autopsies,

(Mémoire présenté pour le concours entre Internes, décembre 1887.)

I.

Les nombreux travaux publiés sur la tuberculose dans ces dernières années ont eu pour effet de montrer combien est étendu et varié le domaine de cette redoutable diathèse. Ses manifestations anatomiques et cliniques, pourtant si diverses, considérées autrefois comme d'ordre purement médical, constituent aujourd'hui un des chapitres des plus importants de la pathologie chirurgicale. Naguère encore le malheureux apanage de l'âge moyen, elle nous apparaît aujourd'hui comme n'épargnant ni la vieillesse ni l'enfance; mais, pour être d'accord avec les faits généralement admis, nous devons reconnaître sa rareté aux âges extrêmes de la vie.

D'après ce qu'ont écrit les Maîtres les plus autorisés en clinique infantile, la tuberculose serait, dans les premières années de la vie, un fait exceptionnel, presque curieux. C'est à M. Landouzy que revient l'honneur d'avoir appelé l'attention du monde médical sur la fréquence de la tuberculose infantile, par sa communication de l'année dernière à la Société médicale des Hôpitaux [1]. Dans bien des cas, la bactériologie a fourni à la clinique un précieux élément de diagnostic, et la découverte du bacille de Koch a permis d'affirmer la nature tuberculeuse de certaines lésions où macroscopiquement il n'existait pas de tubercules. Le médecin de Tenon, dans le sein de la Société médicale des Hôpitaux l'année dernière et dans les *Archives de Tocologie* cette année même [2], le Dr Queyrat, dans sa dissertation inaugurale de 1886 [3], ont signalé un certain nombre de cas de tuberculose avec tubercules ; le professeur Damaschino, lors de la discussion soulevée par la communication de M. Landouzy, a affirmé qu'antérieurement à la découverte du bacille de Koch la fréquence de la tuberculose infantile n'était pas douteuse pour lui. Et cependant cette fréquence de la tuberculose infantile, macroscopiquement constatable à l'autopsie, a échappé jusqu'à ces dernières années aux cliniciens : on ne s'explique pas que des lésions anatomiques aussi nettes que celles de la tuberculose, lorsqu'elle se manifeste macroscopiquement, n'aient point frappé leur esprit. Aussi la question de la tuberculose infantile est-elle en ce moment dans une période de transition, car, d'un côté, la vieille opinion classique de la rareté de la tuberculose chez l'enfant reste debout, et elle a pour elle la consécration du temps; d'un autre côté, les faits récemment signalés sont de nature à ébranler cette opinion ancienne et à la faire disparaître même complètement.

Nous n'avons pas l'intention de faire ici une étude d'ensemble de la tuberculose infantile ; nous voulons simplement faire connaître et analyser quelques cas que nous avons observés à la crèche de l'Hôpital-Général, dans le service de notre Maître, M. le professeur agrégé Batlle. Ces cas de tuberculose infantile, dont la caractéristique anatomique est la granulation, nous permettent de nous placer exactement dans les mêmes conditions que celles de la clinique ancienne lorsqu'elle affirmait et affirme

---

1 9 avril 1886.
2 30 juin 1887.
3 Paris.

encore aujourd'hui la rareté de cette affection dans les premières années de la vie.

Nos deux premières observations appartiennent à des enfants âgés de moins de 2 ans ; quant à la troisième, elle appartient à un enfant un peu plus âgé, mais elle est en même temps une confirmation de la doctrine des localisations cérébrales. Les résultats fournis en faveur de cette doctrine depuis 1870, par la méthode des excitations, par la méthode des destructions et par la méthode anatomo-clinique, sont fort nombreux, et cependant des médecins et des physiologistes éminents, parmi lesquels il faut citer M. Brown-Sequard, se refusent à l'admettre. Le savant professeur de médecine du Collège de France, visant surtout les faits cliniques, a écrit en effet « qu'une lésion peut détruire une partie quelconque des hémisphères sans altérer d'une manière notable l'une quelconque de ses fonctions ». Le cas que nous avons observé est au contraire pleinement confirmatif de la localisation des centres moteurs des membres inférieur et supérieur, et « aujourd'hui que non seulement l'excitabilité des circonvolutions, mais le rôle fonctionnel de certaines d'entre elles, paraissent démontrés, il semble légitime de demander aux données expérimentales nouvelles l'interprétation des phénomènes moteurs partiels mal expliqués par la théorie des actions à distance [1] ».

II.

PREMIÈRE OBSERVATION.

Athrepsie. — Lésions tuberculeuses.

Le 31 août 1887 est amené à la crèche de l'Hôpital-Général (service de M. le professeur agrégé Batlle) le jeune Auguste M..., âgé de 6 mois.

Comme renseignements, il n'est possible de recueillir que la mention d'une bronchite tuberculeuse chez la mère.

Cet enfant ne veut prendre le sein, il est nourri au biberon;

---

[1] Landouzy ; *Contribution à l'étude des convulsions et paralysies liées aux méningo-encéphalites fronto-pariétales.* Thèse de Paris, 1876.

les diverses fonctions s'effectuent normalement. L'attention n'est attirée que par la rougeur érythémateuse très vive que présentent les fesses et les parties postérieures des cuisses; quelques points sont ulcérés. Des applications avec le glycérolé d'amidon sont prescrites le 1er septembre, mais elles n'amènent aucun résultat. Le 10 septembre, une certaine quantité d'oxyde de zinc est ajoutée au glycérolé ; la cicatrisation ne tarde pas alors à se produire et la rougeur disparaît.

Dans la nuit du 13 au 14, des vomissements apparaissent, il se produit un peu de diarrhée, l'enfant pousse des cris continuels. Les vomissements cessent au matin. A ce moment, l'enfant se refroidit, son pouls devient petit, sa respiration s'accélère et s'embarrasse. Une potion au rhum est prescrite et des cataplasmes sinapisés sont appliqués aux extrémités inférieures. Par précaution, une potion de de Haen est formulée, mais l'enfant n'en prend que fort peu. Ni les vomissements ni la diarrhée ne reparaissent, et la mort survient à trois heures et demie, sans qu'il se soit présenté de convulsions ni d'autres symptômes.

L'*autopsie* est faite vingt-quatre heures après la mort. Le cerveau, le cervelet et le bulbe réunis pèsent 570 gram. Les méninges présentent une congestion générale et très intense, congestion active et passive avec arborisations, avec dilatations veineuses, surtout au niveau des zones motrices rolandiques et de la naissance de la scissure de Sylvius, où il y a un peu de suffusion et un peu d'œdème. La substance blanche est aussi très congestionnée et les coupes permettent de constater un piqueté très net. Les sinus de la dure-mère sont gorgés de sang.

A l'ouverture de la cavité thoracique, rien n'est à noter du côté des plèvres. Dans le poumon gauche, sur le bord antérieur du lobe inférieur, à l'union du tiers moyen avec le tiers inférieur, se trouvent quelques tubercules ayant le volume d'une tête d'épingle. Ces petits tubercules sont disséminés sur une surface ne dépassant pas 1 centim. carré; quelques-uns siègent à la face antérieure, d'autres à la face interne, dans la scissure interlobaire. Une coupe pratiquée en ce point montre, à 5 millim. de profondeur, une cavernule en voie de formation, du volume d'un petit pois. Tout autour de cette caverne et dans un rayon très limité, les tissus sont congestionnés, denses, et, mis dans un verre rempli d'eau, ils tombent au fond. La base de ce poumon est congestionnée et quelques parties de cette base tombent aussi au fond de l'eau, tandis que d'autres surnagent. Le poumon droit est normal, sauf à la base en arrière, où il y a un peu de congestion, mais le parenchyme est perméable et surnage.

Le péricarde renferme un peu de liquide; le cœur pèse 15 gram. La paroi ventriculaire gauche est très épaisse ; il y a quelques caillots dans le ventricule droit.

L'ouverture de la cavité abdominale permet de constater que l'intestin est très anémié, qu'il est pâle et blanchâtre, tant du côté de la séreuse que de celui de la muqueuse; quelques plaques de Peyer, volumineuses mais très pâles, très légèrement ulcérées, occupent l'intestin grêle. Les ganglions mésentériques sont engorgés et présentent un volume variable entre celui d'une lentille et celui d'un gros pois. Il n'existe aucune granulation tuberculeuse, ni dans l'intestin ni sur le péritoine.

Le foie, un peu blanchâtre, pèse 153 gram. — La rate pèse 15 gram., elle est assez consistante et présente quelques petits tubercules à sa surface. — Le rein droit pesant 13 gram. et le rein gauche 10, n'offrent rien de particulier.

OBSERVATION II.

Rougeole. — Broncho-pneumonie. — Lésions tuberculeuses.

La jeune Joséphine X..., âgée de 22 mois, est depuis quelque temps déjà à la crèche de l'Hôpital-Général ; elle a une santé délicate, une complexion anatomique moyenne. Depuis longtemps elle tousse et l'auscultation a permis à plusieurs reprises de constater des râles sous-crépitants des deux côtés, mais toujours plus nombreux à droite.

Le 27 janvier au matin, on s'aperçoit que cette petite fille est plus souffrante, qu'elle a de la fièvre, qu'elle a de la peine à respirer, qu'elle touche presque à l'asphyxie. L'auscultation fait entendre des râles sous-crépitants nombreux des deux côtés et un peu de souffle à droite. Plusieurs cas de rougeole existent à l'hôpital, mais cette enfant ne présente pas de trace d'éruption. M. Batlle fait appliquer deux vésicatoires et prescrit une potion avec rhum, oxyde blanc d'antimoine et ergotine. Le soir, le thermomètre indique 40°.

Le lendemain 28, la température est de 38°,7 le matin. Il s'est produit un peu d'amélioration, l'enfant respire mieux, mais les mêmes signes stéthoscopiques persistent. Le soir, une éruption de rougeole apparaît à la face, au cou, à la poitrine et aux diverses parties du corps. Il y a un peu de conjonctivite. La température est alors de 38°,4.

29. L'éruption est complète; l'auscultation permet encore d'entendre le souffle surtout dans la fosse sus-épineuse droite; quant aux râles sous-crépitants, ils sont moyens; mais, tout en conservant le timbre des râles sous-crépitants ils ne s'entendent guère qu'à l'inspiration. Temp. m. 37°,7; s. 38°,7.

30. Le souffle a beaucoup diminué. Temp. m. 38°,7; Temp. s. 38°,8.

31. L'éruption a perdu son éclat. Des râles sous-crépitants existent toujours des deux côtés et ils sont plus fins que les jours précédents. Temp. m. 38°; Temp. s. 38°.

1er février. Toute trace d'éruption a disparu, la desquamation n'a pas encore commencé. On entend des râles sous-crépitants fins, très nombreux des deux côtés. On compte 56 respirations. L'état général est mauvais. Le contact de l'urine a amené à la région fessière quelques ulcérations superficielles. Temp. m. 38°,8; Temp. s. 39°. Deux vésicatoires sont de nouveau appliqués à la partie postérieure de la poitrine et la quantité de rhum contenue dans la potion est augmentée.

2. L'état général est plus mauvais, la conjonctivite de l'œil droit est plus intense et passe à la purulence. Les râles sous-crépitants fins sont toujours très nombreux des deux côtés, la dyspnée persiste. Temp. m. 39°; Temp. s. 39.

3. L'état général est plus mauvais encore, l'enfant a de la diarrhée; l'auscultation ne révèle aucun changement. La température est de 38°,7 le matin. La mort survient à 6 heures du soir.

L'*autopsie* est faite le 5 février à 8 heures du matin. Les méninges sont congestionnées et la congestion est plus intense à droite qu'à gauche, à la face antérieure de la protubérance et aux niveaux des circonvolutions frontales, où il y a un peu de suffusion. Un piqueté vasculaire très net siège dans la substance blanche centrale des deux côtés; il est généralisé, mais plus prononcé à gauche. Le cervelet n'est que légèrement congestionné.

A l'ouverture de la cavité thoracique, les deux poumons apparaissent emphysémateux à leur face antérieure, tandis qu'ils sont hépatisés, surtout le poumon droit, à leur face postérieure et à leur base. Ils renferment, disséminés dans les différents lobes, mais surtout à leurs faces inférieure et interne, de nombreux noyaux de pneumonie lobulaire présentant les caractères physiques de l'hépatisation, ne surnageant pas. Les poumons contiennent aussi de nombreuses granulations tuberculeuses ayant à peine le volume d'une tête d'épingle. Les bronches présentent certaines plaques de congestion. Le larynx est sain.

Le cœur est volumineux et hypertrophié, mais il est exempt de lésions valvulaires.

Le foie a un volume normal, une partie du lobe gauche est atteinte de dégénérescence graisseuse. — La rate est petite et très dure.

Les reins sont congestionnés, le rein droit surtout. La surface péritonéale de l'intestin grêle est aussi congestionnée à peu près dans toute son étendue ; la surface muqueuse est congestionnée seulement dans le tiers moyen, mais la congestion est extrême, en un point même on peut constater la présence d'une plaque de Peyer, rouge, saillante et ulcérée.

Les ganglions mésentériques sont engorgés, mais ils ne sont pas cependant très volumineux ; des granulations tuberculeuses siègent autour de quelques-uns.

OBSERVATION III.

Pneumonie — Monoplégies associées des membres du côté droit. — Abcès tuberculeux du point le plus élevé de la circonvolution frontale ascendante du côté gauche.

La jeune Thérèse J..., âgée de 3 ans et 2 mois, est depuis longtemps à l'Hôpital-Général.

Au point de vue de ses antécédents héréditaires, nous notons que le père a une santé délicate, que la mère est morte en trois jours de fièvre cérébrale et que la sœur est atteinte de teigne faveuse.

Cette petite fille a les apparences de la santé et présente même un peu d'embonpoint ; cependant, il y a une dizaine de mois, elle a eu à la face, aux tempes, au front, à la naissance du cuir chevelu, des abcès multiples siégeant surtout à droite. Ces accidents ont duré cinq mois environ. A peu près en même temps qu'apparaissaient les premiers abcès, l'enfant commençait à tousser, et la toux n'a jamais disparu ; depuis, elle a même été parfois accompagnée d'un peu de fièvre.

Tel était le passé pathologique de cette petite fille quand elle fut prise de vomissement le 24 mai, de douleur siégeant au niveau du tendon d'Achille du côté droit, sans lésion apparente et de diminution de l'appétit le 26 mai, et enfin de diarrhée le 31.

1 juin à 11 heures du matin. L'enfant, étant debout, s'ap-

puie contre une porte, pleure sans verser de larmes, a des convulsions dans les membres inférieurs et supérieurs du côté droit, convulsions épileptiformes qui reparaissent encore une vingtaine de fois dans l'espace de 40 minutes, dès que l'enfant est mise au lit. L'entourage remarque que la bouche est tirée. Il n'y a ni incontinence ni morsure. Malgré le coma dans lequel est plongée la petite malade, il est facile de constater que la sensibilité est conservée également et que des deux côtés les mêmes phénomènes de réaction se produisent quand on explore la sensibilité. La peau est très chaude. La percussion et l'auscultation ne dénotent rien d'anormal ni au cœur ni aux poumons. A deux heures, la respiration est rapide; le membre supérieur et le membre inférieur droits sont complètement paralysés, mais la conservation de la sensibilité y est parfaite. La tête est déviée à droite. A quatre heures, la température est de 40°,3, le pouls à 120 est vif, fort; il y a 60 respirations par minute Un lavement purgatif, des sinapismes aux extrémités inférieures et une potion stimulante sont prescrits.

2 juin à 2 heures du matin. La petite fille commence à parler ; elle demande à boire, mais la déglutition des liquides est accompagnée de toux. La température du matin est de 40°,2, il y a 28 respirations par minute, le pouls est à 116, vif, fort, non dépressible. La paralysie du membre inférieur est toujours complète ; quant à celle du membre supérieur, elle est un peu moindre, il y a contracture des muscles fléchisseurs de l'avant-bras et les doigts de la petite malade ont pu serrer un instant la main de son père. L'auscultation permet de constater que la respiration est un peu soufflante en avant des deux côtés et en arrière, surtout à droite. Une potion à la digitale est formulée. Le soir, la température est de 39°,5.

3 juin. La contracture du membre supérieur a disparu. La température est de 40° le matin, 38°,2 le soir. A ce moment, la respiration devient rapide et s'accompagne de tirage, de dépression épigastrique et sus-sternale; la face est cyanosée, l'enfant pousse des cris plaintifs pendant toute la nuit.

4 juin. État stationnaire.

5 juin. La température est de 40° le matin, les pulsations sont au nombre de 160. La respiration est, comme la veille, rapide et accompagnée de tirage. La face est cyanosée. L'auscultation fait percevoir un bruit de souffle très net en avant des deux côtés et surtout à droite et en arrière, où il y a de la matité. Le membre inférieur gauche est en demi-flexion, un sinapisme a produit sur lui une eschare ; le membre supérieur

est retombé dans sa flaccidité du premier jour. La tête, qui avait été constamment déviée à droite, est déviée maintenant à gauche. — Un vésicatoire est appliqué à la partie droite et postérieure du thorax ; une potion avec rhum, ergotine et oxyde blanc d'antimoine est administrée et des injections de bromhydrate de quinine sont faites en des points symétriques. A 5 h. 30 du soir, la température est de 40°,5, le nombre des pulsations à la minute est de 168. Le cyanose de la face a presque disparu. L'état de la respiration ne s'est pas modifié ; l'auscultation ne révèle aucun changement ; la paralysie est complète. Une des injections de quinine a commencé à produire un abcès à la cuisse droite. A 6 h. 15, des convulsions se produisent dans tout le côté sain et la mort survien tà 7 h. 15.

A l'*autopsie*, on ne constate pas de différence entre le volume des membres des deux côtés.

L'ouverture de la cavité crânienne permet de constater de faibles adhérences de la dure-mère au point correspondant à la partie la plus élevée du sillon de Rolando dans le lobe gauche. La pie-mère est congestionnée dans toute son étendue, mais la congestion est plus intense à gauche; l'adhérence entre cette méninge et la couche corticale est aussi plus accusée de ce côté. Si l'on examine la face externe et supérieure de l'hémisphère gauche, on voit à la partie la plus élevée du sillon de Rolando, et sous la pie-mère décollée, une collection de pus grisâtre qui n'est pas limitée à cette face et s'étend même, en passant sur le bord supérieur de l'hémisphère, jusqu'au lobule paracentral dans la scissure interhémisphérique. Vue sur la face externe (fig. 1), cette collection purulente, qui mesure à peu près 4 centim. dans le sens antéro-postérieur et 3 centim. dans le sens transversal, est limitée par une ligne qui, partie du bord supérieur de l'hémisphère au point où la traînée de pus se continue avec celle située à la face interne, c'est-à-dire à un demi-centim. en avant du sillon de Rolando, se dirige d'abord obliquement en bas, puis en arrière parallèlement au bord supérieur de l'hémisphère et à une distance de 6 millim. environ, traverse le sillon de Rolando, empiète sur une étendue de 5 millim. la pariétale ascendante et vient rejoindre, à 4 millim. au-dessous du point où elle l'avait franchi, ce même sillon de Rolando, qu'elle va suivre de haut en bas dans une étendue de 2 centim. environ. De là, la ligne se dirige en avant et en haut sur la circonvolution frontale ascendante; après un trajet de 2 millim. 1/2 dans cette direction, elle devient parallèle, puis perpendiculaire au bord supérieur, et enfin se confond avec lui dans une étendue de 1 millim.; elle ne l'abandonne que dans un très court trajet, pour l'atteindre de nouveau définitivement et de là passer à la face interne. Sur cette dernière face (fig 2), qui contribue à former la scissure interhémisphérique, une traînée de pus de 1/2 centim. de largeur se dirige obliquement en bas et en avant jusqu'au milieu de la partie antérieure du lobule paracentral, où deux traînées de volume moindre et de direction perpendiculaire à la première se portent, l'une en avant jusqu'à 2 millim. environ sur la face interne de la première circonvolution frontale, l'autre en arrière jusqu'à 1 millim. environ sur la partie du lobule paracentral correspondant à la circonvolution pariétale ascendante.

La limite de la surface occupée par le pus étant notée, la pie-mère est enlevée, et on constate qu'elle est décollée et un peu épaissie sur toute l'étendue de la collection purulente, que son épaississement est plus considérable au point où le pus passe de la face externe à la face interne, et même qu'en ce point elle présente des adhérences avec la substance cérébrale. Au-dessous de ce point, il existe un abcès ayant complètement détruit la substance corticale et une partie de la substance blanche, abcès parfaitement circonscrit, admettant la pulpe du petit doigt et dont on peut dire, pour fixer les idées, qu'il est sphérique et qu'il a un centimètre de diamètre. Cet abcès s'aperçoit aussi bien du côté interne que du côté externe, il est en quelque sorte à cheval sur le bord gauche de la scissure interhémisphérique, au point le plus élevé de la circonvolution frontale ascendante (fig. 3). A la face interne, il y a un petit tubercule placé immédiatement au-devant de la traînée purulente antérieure ; un second, ayant un volume égal à la moitié d'une tête d'épingle, est situé dans le sillon calloso-marginal, à un centimètre et demi en avant du lobule paracentral. A la face externe, juste au-devant de la collection purulente, sur la pariétale ascendante, existe encore un autre tubercule ayant un volume triple de celui d'une tête d'épingle. Il est encore possible d'en trouver un autre dans le prolongement sphénoïdal du ventricule latéral, au-dessus de la partie moyenne de la corne d'Ammon. Enfin une coupe pratiquée suivant la méthode de Pitres et portant sur le point où se trouve l'abcès permet encore de constater que la substance grise est détruite en ce point, ainsi qu'une partie de la substance blanche, et qu'il existe de plus au-dessous de l'abcès, dans la substance blanche, un petit tubercule (fig. 3).

Hémisphère Gauche

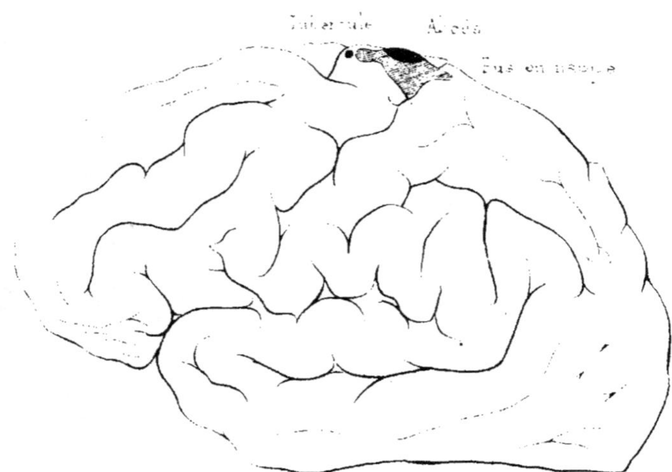

Fig. 1

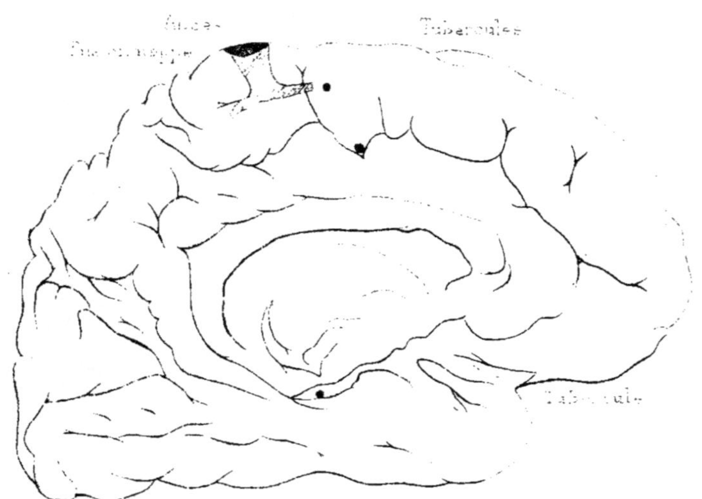

Fig. 2

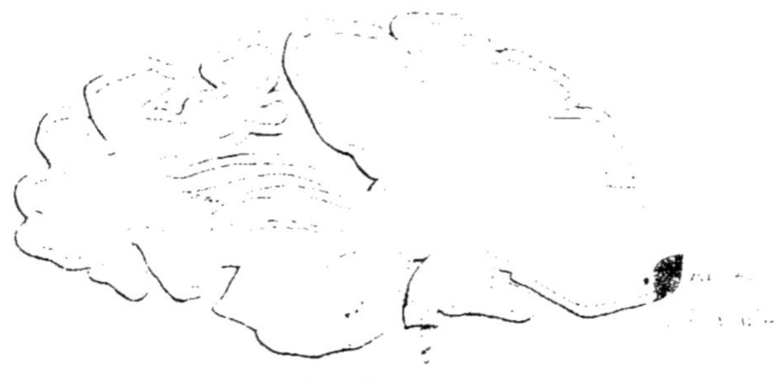

Fig. 3

Hémisphère Droit

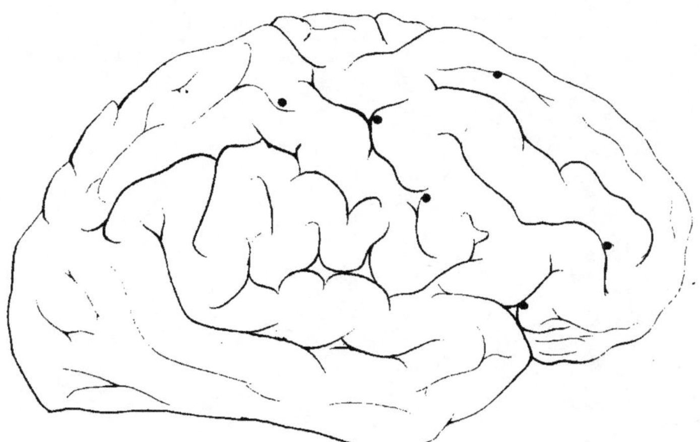

Fig — 4. —— • Tubercules

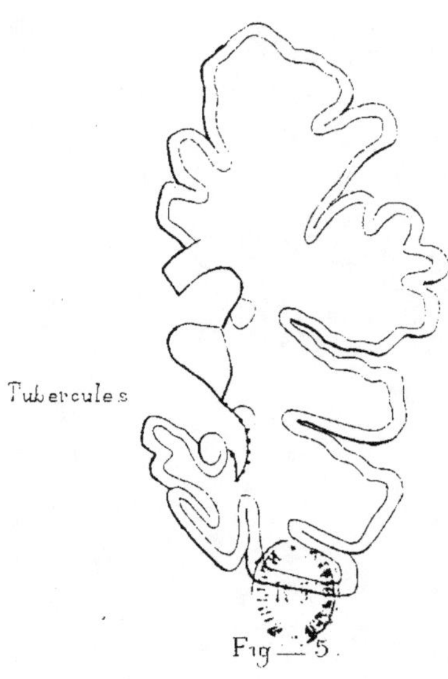

Fig — 5.

Lith. Ch. Boehm. Montpellier

Au lobe droit, outre la congestion de la pie-mère déjà signalée, il existe de petits tubercules répandus en divers points: au tiers supérieur de la première circonvolution frontale, au pied de la deuxième, au pied de la troisième sur la lèvre de la scissure de Sylvius, à la circonvolution frontale ascendante sur le bord du sillon de Rolando, et enfin au quart supérieur de la circonvolution pariétale ascendante (fig. 4). Dans le prolongement occipital du ventricule latéral se trouvent aussi de forts nombreuses granulations tuberculeuses (fig. 5).

Le cervelet, le bulbe et la moelle ne présentent rien de particulier.

III.

Les trois observations que nous venons de rapporter, soit qu'on les rapproche entre elles, soit qu'on les examine isolément, comportent certaines réflexions.

Rapprochées entre elles, elles nous semblent montrer que, contrairement à l'opinion classique, la tuberculose caractérisée par des lésions macroscopiques n'est pas très rare dans les premières années de la vie et que c'est probablement bien plus à l'hérédité qu'à la contagion qu'il faut attribuer le principal rôle dans son développement. L'histoire clinique de la tuberculose infantile est extrêmement variable, car elle nous apparaît tantôt sous le banal tableau de l'athrepsie, tantôt sous la forme d'une affection pulmonaire inflammatoire, tantôt enfin sous le masque d'affections diverses qui dominent la scène clinique et qui sont, ou des maladies ayant leur individualité propre, mais développées sur un terrain tuberculeux, ou de simples modes de la tuberculose.

Les convulsions ne sont pas très fréquentes dans l'évolution clinique de la maladie; d'ailleurs elles n'ont pas, dans la pathologie de l'enfance, une fréquence aussi grande que celle qu'on leur accorde généralement.

Quant à la fièvre, elle fait bien partie de l'expression symptomatique, mais elle n'en est pas un élément indispensable.

De la diversité des symptômes résulte la difficulté extrême du diagnostic, qui, sans la notion fournie par l'hérédité, ne peut souvent être établi avec certitude.

L'hypertrophie de la rate, qui a été signalée[1] comme pouvant mettre sur la voie de ce diagnostic, n'a jamais été constatée par nous ni au lit du malade, ni sur la table d'autopsie, où nous avons toujours trouvé la rate petite et dure, et une fois parsemée de tubercules.

Les cas que nous apportons se sont tous terminés par la mort, car nous avons choisi seulement ceux où l'autopsie a confirmé le diagnostic. Ce n'est pas à dire pour cela que la tuberculose soit fatale dans les premières années de la vie, mais il est incontestable, et la clinique de chaque jour l'établit, que l'hérédité tuberculeuse est un élément terrible, avec lequel il faut savoir compter à cet âge, dans des maladies qui n'entraînent pas ordinairement la mort.

Le pronostic de la tuberculose infantile, on le voit, est sérieux. Le traitement curatif qui doit lui être appliqué est spécial à chaque cas particulier ; mais c'est sur le traitement hygiénique et prophylactique que nous devons fonder le plus d'espérance.

La signature anatomique de la tuberculose infantile ne doit pas être recherchée dans un seul organe, car les lésions sont généralisées, et nous trouvons des tubercules aux méninges, au cerveau, aux poumons, au péritoine, à la rate, etc. Mais au milieu de cette généralisation il est un point qui mérite peut-être d'être noté : c'est la constance, même à cet âge, des lésions pulmonaires. Enfin l'hyperhémie et même l'ulcération des plaques de Peyer rentrent dans le cadre de l'anatomie pathologique de la tuberculose infantile.

La congestion intense du cerveau et des méninges, que nous avons constatée dans toutes nos autopsies, ne doit pas être regardée comme spéciale à la tuberculose.

Telles sont rapidement envisagées les notions qui émanent du rapprochement de nos observations.

Examinées séparément, elles nous apparaissent, l'une avec la symptomatologie de l'athrepsie, l'autre comme un cas de broncho-

---

[1] Dr Angel Money ; *British medical Journal*, juin 1885.— Dr Queyrat ; Dissert. inaug. Paris, 1886.

pneumonie rubéolique; la troisième, enfin, comme une hémiplégie et une congestion pulmonaire. Malgré l'identité de nature de ces maladies, leur expression clinique est trop disparate pour pouvoir être enfermée dans un même cadre, et à chacune un point de vue particulier est applicable.

La première observation, celle d'un enfant âgé de 6 mois, qui présente les symptômes de l'athrepsie, et à l'autopsie duquel nous trouvons des tubercules dans divers organes, en même temps qu'une congestion très vive des méninges et une anémie considérable de l'intestin, indique clairement qu'à un diagnostic d'athrepsie posé par la clinique, l'anatomie pathologique peut substituer ou ajouter celui de tuberculose. Il est certain que si l'on pouvait toujours retrouver l'étiologie de l'athrepsie, la tuberculose y aurait une place prépondérante. Il ne faut nullement conclure cependant à l'identité de l'athrepsie et de la tuberculose, et si les recherches bacillaires restreignent encore le champ de la première de ces affections au profit de la seconde, elles ne parviendront pas cependant à l'envahir complètement. D'ailleurs leur coexistence est possible, et c'est ainsi que notre cas présente, avec des lésions tuberculeuses, les lésions de l'athrepsie, que dans nos autopsies nous avons toujours vues consister en une congestion intense avec suffusion des méninges et en une anémie extrême de l'intestin. La tuberculose, quoique ayant donné lieu cependant à un peu d'inflammation pulmonaire, a été apyrétique, et a, comme l'a observé Parrot[1], laissé les choses à l'état créé par l'athrepsie.

L'histoire clinique de la seconde malade est celle d'une petite fille de 22 mois, qui au moment d'une épidémie est atteinte de rougeole, mais chez elle la fièvre éruptive passe au second plan et la localisation pulmonaire occupe toujours le premier rang ; c'est elle qui marque le début de l'affection et c'est elle aussi qui la termine par la mort. Cette forme de la localisation pulmonaire a un caractère particulier : c'est, au point de vue clinique et anatomique, une broncho-pneumonie, une pneumonie

[1] Parrot ; *Progrès médical*, 1875 : *Athrepsie*.

lobulaire ; elle nous paraît devoir être signalée, car, au moment où l'épidémie sévissait à la crèche, l'auscultation ou l'autopsie ont montré, dans presque tous les cas où il y avait complication pulmonaire, l'existence de pneumonies lobaires. Les broncho-pneumonies étaient au contraire extrêment rares et l'observation de cette petite malade semble bien donner raison à ceux qui veulent établir entre la diathèse tuberculeuse et la broncho-pneumonie des rapports de cause à effet [1]. De plus, cette observation montre les relations de la tuberculose et de la rougeole. Cette fièvre a été incriminée dans le développement ultérieur de la tuberculose; on a dit qu'elle était de nature à inciter un état diathésique tuberculeux à passer de la puissance à l'acte, et même à le produire de toutes pièces. Ici l'action a été immédiate, et la rougeole, évoluant sur un terrain probablement tuberculeux antérieurement avec ou sans lésion, a produit une broncho-pneumonie tuberculeuse. S'il n'y avait pas eu de tubercules dans ce poumon, l'ulcération des plaques de Peyer aurait peut être permis d'attribuer un caractère infectieux, d'origine intestinale, à cette broncho-pneumonie [2].

Enfin, dans la troisième observation, il s'agit d'une petite fille de 3 ans environ, qui est prise de convulsions dans tout le côté droit, qui tombe dans le coma, et chez laquelle la sensibilité est conservée pendant tout le cours de la maladie, tandis que quelques heures après les attaques épileptiformes apparaît une paralysie des membres inférieur et supérieur du côté droit. Des phénomènes pulmonaires caractérisés par du souffle et une température élevée complètent le tableau clinique. Dans ces circonstances, le diagnostic était difficile : on devait se demander tout d'abord si la paralysie était liée à une lésion organique telle qu'elle dût produire forcément et fatalement cette paralysie, ou bien au contraire si l'on avait affaire à une de ces paralysies réflexes dues à une lésion éloignée, capable il est vrai de la pro-

---

[1] Landouzy ; *loc. cit.*

[2] Sevestre ; *Sur une forme de broncho-pneumonie infectieuse d'origine intestinale.* (*Société médicale des Hôpitaux,* 14 janvier 1887.)

duire, mais pouvant aussi laisser les choses en leur état normal. Dans cette hypothèse, la pneumonie pouvait être légitimement incriminée, bien que des cas analogues n'aient guère été observés qu'à un âge avancé[1].

Dans l'hypothèse d'une lésion organique, la paralysie reconnaissait-elle comme cause une altération centrale ou une altération périphérique ? La marche, les symptômes et les phénomènes concomitants devaient faire rechercher dans les centres nerveux la cause de la maladie. La moelle pouvait être le siège de cette altération, et la conservation de la sensibilité, l'âge de l'enfant, les phénomènes fébriles, pouvaient amener au diagnostic de paralysie atrophique de l'enfance. Mais l'existence de phénomènes cérébraux et la forme même de la paralysie, qui était hémiplégique, devait faire abandonner cette idée. C'était donc, en dernière analyse, une lésion cérébrale qui devait nous apparaître comme tenant sous sa dépendance les phénomènes paralytiques. Et cette vue une fois adoptée, il était facile, en se basant sur les faits admis dans la doctrine des localisations cérébrales, de préjuger du siège même de la lésion. La paralysie était à droite : c'était l'hémisphère gauche qui devait être atteint. Cette paralysie n'était pas une hémiplégie complète ; elle devait être considérée comme la réunion de la monoplégie du membre inférieur et de la monoplégie du membre supérieur, et rentrer dans le cadre de ces monoplégies associées brachio-crurales que MM. Charcot et Pitres[2] ont démontrées coïncider avec une lésion de la moitié supérieure des circonvolutions ascendantes. Il y a eu aussi quelques phénomènes spéciaux du côté du cou, mais bien peu accusés ; ils doivent être considérés comme des phénomènes d'extension et de propagation au pied de la première circonvolution frontale, où serait, d'après Hitzig, le centre des mouvements de la tête et du cou. Dans la scissure interhémisphérique, il y avait un peu de

---

[1] Charcot ; *Leçons cliniques sur les maladies des vieillards et les maladies chroniques.* — Lépine ; *De l'hémiplégie pneumonique.* Thèse de Paris, 1870.

[2] *Étude critique et clinique de la doctrine des localisations motrices dans l'écorce des hémisphères cérébraux de l'homme.* (*Rev. de Méd.*, 1883.)

pus sur la première frontale et sur la face externe du cerveau, la collection purulente était très voisine du pied de la première frontale. Au début, la tête est déviée à droite et regarde les membres paralysés, phénomène d'excitation suivant la loi posée par MM. Grasset [1] et Landouzy [2], et le dernier jour de la maladie la tête est déviée du côté sain, phénomène paralytique suivant la même loi. La lésion que nous avons vue devoir occuper la moitié supérieure des circonvolutions ascendantes portait-elle sur les méninges, sur la substance grise ou sur la substance blanche ? L'épilepsie partielle ou jacksonienne du début indiquait que nous devions nous trouver en présence de lésions irritatives d'abord, nécrobiotiques ensuite, de l'écorce à évolution active et progressive et non brusquement destructives. L'existence de contractures précoces ne permettait pas de douter de la participation des méninges.

Au delà de ce diagnostic anatomique, topographique, la nature de la lésion ne pouvait être établie sûrement. La méningite, tuberculeuse en outre, devait être écartée, car la paralysie qui l'accompagne est en général plus diffuse. L'hypothèse d'une embolie avait contre elle les convulsions du début. L'encéphalite, la méningo-encéphalite, les abcès, les tubercules du cerveau, pouvaient apparaître en dernier lieu, et par élimination, comme capables de constituer l'élément primitif de la lésion.

Cette discussion, en partie posthume, a été confirmée par l'autopsie. En effet, au point le plus élevé de la circonvolution frontale ascendante et à cheval sur la crête interhémisphérique siégeait un abcès dont la nature tuberculeuse était attestée par la coexistence dans son voisinage de plusieurs tubercules. Cet abcès sphérique, de 1 centim. de diamètre, avait détruit en ce point la substance grise et une partie de la substance blanche. Une coupe permettait de voir qu'il avait dû, comme la plupart des tubercules du cerveau, prendre naissance à la limite de l'une et de l'autre. Cet abcès, qui avait dû tout d'abord se développer

---

[1] *Montpellier médical*, 1879.

[2] *Progrès médical*, 1879.

en ne produisant qu'un peu de malaise, avait dû s'ouvrir sous la pie-mère ; le pus en était sorti, avait décollé cette méninge et s'était étalé à la fois sur la face externe de la circonvolution frontale ascendante, n'empiétant que fort peu sur la pariétale, et à la face interne à la surface du lobule paracentral. Ce pus, répandu sur la couche corticale, l'aura excitée et aura produit les phénomènes cérébraux et l'épilepsie jacksonienne du début. La paralysie des membres inférieur et supérieur qui a suivi les convulsions doit,. probablement aussi, être atttribuée uniquement à la destruction bien évidente du point limité de l'écorce et de la substance blanche. La topographie de la lésion qui a produit l'épilepsie partielle est superposée à celle qui a produit la paralysie, elle est seulement plus étendue. Quant à la contracture précoce, elle s'explique très bien par l'inflammatation non douteuse de la pie-mère, qui a été consécutive à son contact avec le pus répandu à la surface des circonvolutions.

La paralysie a été permanente, et, lorsque des convulsions agoniques se sont produites, les membres droits paralysés sont restés immobiles.

En résumé, cette observation montre que la tuberculose peut produire, chez les enfants, des destructions très limitées du cerveau, dont le diagnostic est souvent fort difficile. La coexistence d'une lésion pulmonaire, quoique d'apparence inflammatoire, mais de nature bacillaire, pourrait mettre sur la voie du diagnostic.

Au point de vue simplement des phénomènes cérébraux, quoique des tubercules existassent en divers points du cerveau, on peut conclure qu'une lésion d'une étendue de 1 centim. environ, atteignant la substance grise et une partie de la subtance blanche et située au point le plus élevé de la frontale ascendante, peut produire une paralysie qu'on peut classer dans le groupe des monoplégies associées brachio-crurales. Enfin la présence d'une certaine quantité de matière purulente au-dessus du même point, mais un peu plus étendue, peut produire, par irritation, l'épilepsie partielle.

ADDENDUM

A L'OBSERVATION III.

Le lobe moyen du poumon droit est hépatisé, farci de tubercules et renferme une cavernule entourée d'une zone de fonte caséeuse. Un tubercule crétacé, gros comme un petit pois, siège au bord inférieur de ce lobe. Les lobes inférieur et supérieur crépitent à la pression, sont perméables à l'air, mais extrêmement congestionnés.

Le poumon gauche présente quelques tubercules à la partie postérieure du lobe inférieur, qui est hépatisé ; quant au lobe supérieur, il est simplement très congestionné.

La cavité abdominale n'a pu être ouverte.

Extrait du Montpellier Médical

(2e série, tom. XI. — Août 1888.)

Montpellier. — Typographie et Lithographie Charles Boehm.

www.ingramcontent.com/pod-product-compliance
Lightning Source LLC
LaVergne TN
LVHW052022160826
845678LV00003B/1174

* 9 7 8 2 3 2 9 6 5 3 5 6 3 *